ESSAI

SUR LA

NÉVRALGIE INTERCOSTALE

Par le Docteur LECADRE,

Chevalier de la Légion-d'Honneur, Président de la Société Havraise d'Études Diverses, Médecin des Épidémies et Vice-Président du Conseil d'Hygiène publique et de Salubrité de l'arrondissement du Havre, Correspondant de la Société de Biologie, de l'Académie des Sciences, Belles-Lettres et Arts de Rouen, de l'Académie Impériale des Sciences, Arts et Belles-Lettres de Caen, de la Société Académique du département de la Loire-Inférieure, de l'Académie Impériale de Reims, etc. etc.

A PARIS

CHEZ J.-B. BAILLIÈRE,

Libraire de l'Académie Impériale de Médecine, 19, rue Hautefeuille ;

A LONDRES, CHEZ H. BAILLIÈRE, 249, REGENT-STREET ;

A NEW-YORK, CHEZ H. BAILLIÈRE, 290, BROADWAY ;

A MADRID, CHEZ C. BAILLY-BAILLIÈRE, CALLE DEL PRINCIPE, 11.

1855

Havre. — Imprimerie de Lepelletier, rue Caroline, 6.

ESSAI

SUR LA

Névralgie Intercostale

De toutes les névralgies, une des plus fréquentes est, sans contredit, la *névralgie intercostale*. D'où vient donc que les anciens Nosographes ou la nient, ou en font une mention si légère qu'on serait porté à la regarder comme très rare, ou très peu intense. Monfalcon, dans son article *Névralgie* .du *Grand Dictionnaire des Sciences médicales*, article si important d'ailleurs, dit que l'existence de la névralgie intercostale n'est pas démontrée. Il cite l'observation de Siebold, rapportée par Chaussier, d'une fille qui, après la cessation des menstrues, éprouva, entre la huitième et la neuvième côte, une douleur qui suivait la distribution du nerf situé

---

[1] Le Mémoire que j'ai l'honneur de publier était terminé en 1852. Adressé à l'Académie Impériale de Médecine, il fut l'objet d'un rapport dont M. le Professeur Piorry fut l'organe. J'ai voulu profiter des excellentes indications que m'avait fourni ce savant médecin, et des nouvelles observations dont deux années m'avaient gratifié; je me suis en quelque sorte remis à l'œuvre : j'ai retouché, augmenté mon sujet ; j'ai tout fait, en un mot, pour rendre cette monographie complète, et pour donner à cette œuvre une fraîcheur nouvelle.

entre ces os ; les accès étaient irréguliers et persistèrent toute
la vie. Au décès de cette fille (on ne dit pas quelle fut la
cause de la mort) on disséqua le nerf ; il était rouge et
amaigri.

Sous le nom de rhumatisme, les anciens confondaient
le rhumatisme articulaire et la goutte, le rhumatisme musculaire et la névralgie. Or, on peut croire que bien des névralgies intercostales ont été confondues avec la maladie que
Boerrhave appelait *fausse-pleurésie*, avec l'affection désignée
par Sauvages sous le nom de *pleurodyne-rhumatica* et que
Stoll nommait également pleurésie rhumatismale. Dans les
différents cas observés par ces grands praticiens, il devait y
avoir souvent pleurodynie franche, mais quelquefois aussi, il
pouvait se glisser quelque névralgie intercostale. L'illustre
Corvisart, dans son *Essai sur les Maladies du Cœur*, ne dit
pas un mot de ces douleurs vives, lancinantes dans le côté
gauche, simulant une maladie du cœur. Il est vrai qu'il n'étu-
diait que les maladies organiques du système circulatoire,
rejetant tout ce qui pouvait, comme certaines palpitations,
dépendre d'une exaltation du système nerveux.

Le professeur Fouquier éveilla, le premier, l'attention
des médecins sur cette sorte de névralgie. Les idées de ce
célèbre professeur furent exposées avec une grande lucidité
par l'un de ses élèves, M. Bassereau, dans une thèse remarquable ayant pour titre ; *Essai sur la névralgie des nerfs in-*
tercostaux, considérée comme symptomatique de quelques affec-
tions viscérales (1840). Une autre source à laquelle avait
puisé M. Bassereau, pour la confection de son Mémoire, avait
été les propositions émises sur la névralgie *brachio-thoracique*
insérées dans divers écrits et notamment dans le *Traité de*
diagnostic de M. le professeur Piorry.

A peu près à la même époque, M. Nicod en faisait une
monographie très fidèle et très vraie, M. le docteur Jolly en
parlait dans plusieurs Mémoires et surtout dans le *Diction-*
naire de Médecine et de Chirurgie pratiques, et le très regret-

table Ollivier (d'Angers) ne manquait pas de donner à la névralgie intercostale la place qu'elle doit occuper dans le cadre des névralgies qui assiégent l'économie.

Il faut néanmoins arriver au *Traité des névralgies*, du docteur Valleix, publié en 1841, pour avoir une description complète de la névralgie qu'il appelle *dorso-intercostale*. Cet ouvrage paraît si entier, l'argumentation en est si nette qu'il faut une certaine audace pour oser, après lui, parler encore de cette maladie. Mais, quelque soit le mérite de cette œuvre que je mettrai souvent à contribution dans le cours de cet Essai, je n'ai pas reculé à presenter le fruit de mes remarques personnelles, parce que M. Valleix ayant pris dans les hôpitaux la plupart des sujets de ses observations, et la névralgie intercostale étant, le plus souvent, l'affection des gens d'études ou de cabinet et surtout des femmes du monde, certaines causes, quelques symptômes ont dû échapper à la sagacité du docteur Valleix. Ayant fait, depuis plusieurs années, une étude approfondie de cette maladie, en ayant recueilli des observations nombreuses, j'ai pensé qu'il me restait encore quelque chose à dire et à ajouter.

HISTOIRE ET SYMPTOMES

DE LA NÉVRALGIE INTERCOSTALE.

La névralgie intercostale occupe presque toujours, quand elle existe en avant, le septième, le huitième ou le neuvième espace intercostal. M. Nicod dit que, le plus fréquemment, elle est fixée à l'union de la côte avec le cartilage sternal; le siége, suivant mes observations, qu'elle affecte de préférence est plus en-dehors, au-dessous de la pointe du cœur, et comme, très souvent, cette névralgie est accompagnée de battements vifs et précipités de cet organe, il s'en suit que, lorsqu'elle existe, on est conduit naturellement à consulter le cœur pour savoir s'il ne présente pas quelque lésion organique. Les douleurs qu'elle occasionne s'étendent en arrière et vont quelquefois gagner le rachis. Tous ceux qui se sont occupés de cette maladie la regardent comme beaucoup plus fréquente à gauche qu'à droite ; M. le docteur Valleix l'a constatée dix-sept fois à gauche, sept fois à droite et une fois des deux côtés ; suivant M. Bassereau, elle a existé douze fois à gauche, six fois à droite, dix-neuf fois des deux côtés.

En d'autres circonstances, les douleurs partent du dos et irradient en avant, M. Valleix leur assigne trois points : un point vertébral ou postérieur, un point latéral et un point antérieur ou sternal. D'après ses recherches, la douleur occupait vingt-cinq fois le point vertébral, dix-neuf fois le point sternal et sept fois seulement le point latéral. Ce que j'ai observé ne m'a point conduit à de semblables résultats ; j'ai trouvé que la douleur névralgique, dans les deux tiers des cas, occupait le point latéral ; qu'elle était néanmoins plus commune au point postérieur qu'au point antérieur où elle était la plus rare, et qu'elle n'occupait, le plus souvent, le point sternal que par une sorte d'irradiation ou d'extension de proche en proche. Quand le siége de la névralgie est en arrière, il se porte généralement plus bas, vers le dixième ou le onzième espace intercostal.

Une demoiselle, âgée de vingt-huit ans, est atteinte, depuis plus de six années d'une névralgie intercostale qui occupe le onzième et le douzième espace intercostal, tantôt à droite, tantôt à gauche, quelquefois des deux côtés à la fois. Les battements du cœur sont réguliers et peu vifs. Quand la souffrance est grande, ce qui lui arrive toutes les fois qu'elle éprouve une émotion ou que le temps se dispose à quelque grande secousse, comme l'orage ou la tempête, ou bien lorsqu'elle est menacée de l'arrivée des menstrues, son teint pâlit, les yeux semblent rentrer dans l'orbite, son moral s'altère, elle se courbe et n'ose faire aucun grand mouvement du bras qui semble augmenter le mal. Cette habitude de se courber sous l'influence de la douleur dans le dos, a fait que, de plat qu'il était, son dos s'est arrondi d'une manière remarquable.

La névralgie est plus fréquente chez les femmes que chez les hommes, et cependant on ne peut dire qu'elle soit rare chez les hommes. « Chez les femmes, les douleurs vagues » dans les côtés s'accompagnent presque toujours, disait le » professeur Pinel, qui pressentait déjà le caractère névral- » gique de ce genre de douleurs, de flueurs blanches très » abondantes. » Cela est vrai dans bien des circonstances, puisque, très fréquemment, la névralgie intercostale est liée à l'excitation des organes génitaux. Mais il ne faudrait pas confondre ce genre de névralgie dont nous parlons avec la gastrodynie dont les douleurs s'étendent jusqu'entre les deux épaules et qui coïncide si souvent avec la leucorrhée abondante, si même elle n'en est la suite.

A la névralgie intercostale viennent souvent se joindre des mouvements impétueux du cœur, soit réguliers, soit quelquefois même irréguliers. Ces sortes de palpitations peuvent être le résultat ou du trouble porté dans le système circulatoire par des élancements quelquefois assez vifs pour arracher des cris, ou d'une sorte d'excitation nerveuse propre à l'organe de la circulation, qui, sans imprimer aux battements rien de lourd ni rien d'anormal, devient, pour le rythme du cœur, une cause de précipitation ou d'irrégularité. Pareil phénomène se reproduit dans plusieurs névroses comme l'hystérie ou l'hypocondrie, dans d'autres affections comme la gastralgie, la pleurodynie. Il a lieu aussi, lors des vives émotions de l'âme chez des tempéraments nerveux ou bien encore chez des sujets affaiblis par quelque hémorrhagie, lorsqu'ils précipitent leurs mouvements ou se livrent à un exercice peu en rapport avec leur état de débilité.

Les circonstances sont quelquefois plus graves, et aux douleurs de la névralgie intercostale viennent se joindre un bruit de souffle profond, une sorte d'arrêt dans les pulsations du cœur, la sensation d'un corps qui frotte, d'une râpe. Je dirai même plus, c'est que la névralgie intercostale, quand elle appartient au côté gauche, est rarement simple, elle a presque toujours pour complications quelques symptômes

qui dénotent que le cœur éprouve un commencement d'altération.

M. X..., âgé de cinquante ans, ressent, depuis plus de
vingt ans, les atteintes d'une névralgie intercostale ayant son
siége entre la septième et la huitième côte gauche, au point
de jonction du cartilage intercostal avec la côte. Cette douleur
qui primitivement se manifesta à la suite de veillées passées
aux travaux d'esprit, se traduit tantôt par une douleur sourde
et constante, tantôt par un élancement vif comme un coup
de canif, tantôt par la sensation d'un liquide qui s'exprime-
rait goutte à goutte. A l'endroit où elle se fait sentir, le toucher, dans un rayon de quatre centimètres, est extrêmement
douloureux et, pour ainsi dire, intolérable. Quand la douleur
existe depuis longtemps, elle s'étend jusqu'à la base de l'omoplate du même côté, et est accompagnée d'un sentiment d'engourdissement dans le bras gauche. Assez souvent, elle reste
plusieurs jours sans paraître : mais un changement brusque
dans le temps, la menace d'un orage, un vent sec et surtout
le vent de Nord-Est; des émotions pénibles ou un travail d'esprit trop prolongé la ravivent. Cette affection, qui disparaît
et qui revient, dont le siège est d'une grande sensibilité au toucher, qui, existant depuis plus de vingt ans, ne s'est modifiée
ni en bien ni en mal, n'a exercé aucune influence fâcheuse
sur le reste de l'économie, est positivement de nature névralgique. Mais, ce qui n'est pas névralgique chez M. X..., ce
sont les pulsations fortes, quoique régulières, du cœur qui
se dessinent sous la peau et dont l'oreille perçoit la violence
aussi bien en arrière qu'en avant, c'est le décubitus impossible sur le côté gauche, c'est le commencement de dypsnée
qu'éprouve M. X..... lorsqu'il précipite sa marche ou
monte un escalier, ce sont les accidents d'hémoptysie qu'il
a éprouvés plusieurs fois dans sa vie; tous symptômes qui
dénotent qu'à la névralgie intercostale est lié un commencement d'hypertrophie du cœur.

M. N..., âgé de soixante-six ans, ancien militaire, d'un
caractère vif et ayant le teint coloré, ressent, depuis huit

ans environ, dans le septième espace intercostal, à douze centimètres environ du bord sternal, une douleur qui quelquefois est sourde, et, le plus souvent, lancinante. Souvent, elle irradie jusque dans le dos et détermine l'engourdissement du bras gauche. Elle prend de l'aggravation sous l'influence des variations atmosphériques, des contentions d'esprit ou des contrariétés. Le siége de la douleur n'est point sensible au toucher et le doigt peut impunément se promener dans toute la gouttière intercostale, sans faire éprouver aucune sensation pénible. Si on applique l'oreille sur les parois de la poitrine, les pulsations du cœur ne sont point trop violentes ; elles ne sont point perçues en arrière ; aucun bruit de souffle ne les accompagne. Mais ces pulsations ne sont point régulières. Généralement, de la cinquantième à la soixantième pulsation, un temps d'arrêt est perçu ; le cœur, dans ses battements, semble éprouver un mouvement d'hésitation ; puis il reprend son rythme pendulaire qui, de nouveau, est interrompu cinquante ou soixante secondes après. En même temps, un bruit intérieur de frottement, de râpe, indique que le cours du sang éprouve quelque obstacle à travers les valvules et que quelque ossification existe, soit dans le tissu de ces valvules, soit dans celui de l'origine des gros vaisseaux.

Dans ces deux observations, évidemment à la névralgie intercostale vient se joindre un commencement de lésion organique du cœur. Existe-t-il une liaison entre les deux maladies. Non ! puisque nous voyons bien des lésions organiques du cœur sans la présence de la névralgie intercostale et *vice versâ*. Mais il y a coïncidence ; peut-être quelque chose de plus. Ce qu'il y a de certain, c'est que l'une s'aggrave par la présence de l'autre. Les douleurs de la névralgie augmentent le trouble circulatoire. Le cœur, altéré dans son tissu, peut et doit exercer une modification fâcheuse sur les nerfs qui l'entourent.

Mais la névralgie, comme dans les deux observations que nous venons de relater, n'est point toujours concentrée dans un seul point, elle semble, quelquefois, envahir tout le côté, et, si le sujet atteint est une femme, il semble à cette dernière que le sein est malade; elle y sent comme une augmentation de volume; quelquefois, à la vérité, j'ai trouvé ce sein plus dur et plus tuméfié, phénomène que je m'expliquais par le voisinage de la douleur. Ne se passe-t-il pas là quelque chose d'analogue à ce qui a lieu à la suite des névrites soit naturelles, soit de cause traumatique, le tissu cellulaire qui avoisine le nerf malade s'engorge et se tuméfie. Lors d'une névralgie intercostale étendue, l'inflammation du nerf ne peut-elle pas s'étendre de proche en proche dans les filets nerveux qui serpentent dans le sein et le tissu cellulaire ambiant ne peut-il s'engorger sous l'influence du voisinage de l'inflammation?

Une dame âgée de trente-huit ans, est affectée d'une gastro-duodénite chronique, susceptible de passer, de temps en temps, à l'état aigu. Vers la fin de l'année 1849, elle est atteinte d'une fièvre muqueuse rémittente, dans le cours de laquelle ont lieu plusieurs accidents spasmodiques du côté du cœur et du systême général, comme douleur vive à la région précordiale, incohérence des pulsations, froid et raideur des extrémités. De ces accidents qui se renouvellent à plusieurs reprises, elle conserve, après sa convalescence, des douleurs presque permanentes au côté gauche. Lorsque ces douleurs sont plus fortes, le sein se tuméfie; il devient dur et douloureux au toucher. En même temps survient de la fièvre. Des vésicatoires volans, appliqués au moment de la grande douleur, ont toujours amoindri le mal, fait disparaître la tuméfaction du sein, rétabli l'équilibre de la santé, sans jamais avoir détruit complètement le principe névralgique.

Aucune maladie, sans en excepter même le rhumatisme, n'est plus que la névralgie intercostale, accessible aux intempéries de l'air ou aux variations atmosphériques. M. Valleix qui cependant n'attribue pas aux intempéries toute l'influence dont nous les croyons susceptibles, a remarqué que

c'est surtout dans les temps de neige que les douleurs occa-
sionnées par la névralgie intercostale ont été les plus violentes.
« Sous l'influence des vents secs du Nord et du Nord-Est,
» reviennent, disait Hippocrate, les douleurs de côté et de
» poitrine. » Ce n'est pas seulement dans les temps de
neige ou lorsque règne le vent de Nord-Est que se représen-
tent ou s'exaspèrent les accidents de la névralgie intercostale.
C'est encore lorsque des ouragans ont lieu, lorsque des
orages sont menaçants, lorsque l'atmosphère est chargée de
brouillards froids et humides.

Mme K..., âgée de trente-six ans, d'une constitution nerveuse, éprouve, depuis six ans, des accès de névralgie intercostale. Ces accès sont assez éloignés. Mais lorsqu'une
tourmente quelconque apparaît, lorsqu'arrivent les vents
desséchants de Nord et de Nord-Est, si communs dans nos
climats, vers l'équinoxe du printemps, les crises deviennent
violentes, elles se repètent plusieurs fois dans la journée et
entraînent avec elles des défaillances, espèces de syncopes
nerveuses, si on peut s'exprimer ainsi, sans le moindre
trouble dans l'appareil circulatoire.

Cette espèce de syncope ou défaillance n'a pas été, il
me semble, assez suffisamment définie par les auteurs. Elle
survient chez les personnes d'une constitution nerveuse
exagérée, est presque toujours la suite de vives émotions de
l'âme ou de souffrances physiques violentes. Je l'ai souvent
vue survenir dans des attaques d'odontalgie ou d'autres névralgies, surtout de la névralgie intercostale ; le sujet, qui
s'est tenu longtemps dans un lieu renfermé, ou fatigué de
de trop de mouvements qui se passent autour de lui, ou dont
le thorax est resté longtemps comprimé par l'usage d'un
corset, le sujet, dis-je, s'affaisse sur lui-même, il tomberait
si on ne s'empressait de le soutenir, les yeux se ferment,
souvent un léger mouvement convulsif a lieu dans les pau-
pières ; il ne voit plus, n'entend plus, et cependant son teint
ne change pas, l'état du pouls varie peu, les battements du
cœur ne s'amoindrissent que fort légèrement. Quand le malade

revient à lui, le corps ne se couvre point de sueur comme dans la syncope ordinaire; il ne ressent ni bourdonnements d'oreilles, ni envie de vomir, ni borborygmes, ni besoin d'aller à la selle. Ce qu'il éprouve, c'est un léger frisson qui parcourt tout le corps et un sentiment de courbature générale. Cette affection ne serait-elle point une variété de l'hystérie (je ne l'ai jamais observée que chez les femmes) sans les convulsions et sans le sentiment de strangulation. M. le professeur Piorry, dans le rapport qu'il a fait sur ce Mémoire, à l'Académie Impériale de Médecine, trouve la raison anatomique et physiologique de ce genre de lypothimie dans l'extension de l'état névropathique aux nerfs pneumo-gastriques et cardiaques.

ÉTIOLOGIE

DE LA NÉVRALGIE INTERCOSTALE.

Ce que nous avons dit dans le précédent chapitre fait déjà pressentir les principales causes de la névralgie intercostale. Des travaux d'esprit trop prolongés, des émotions vives de l'âme, des chagrins violents, des insomnies répétées, des excès vénériens, l'habitude des lieux où l'air est raréfié, chargé de parfums, échauffé par les bougies ou la grande réunion de personnes, comme le bal, le spectacle, etc.; la pression de la poitrine par l'usage si pernicieux du corset, l'action d'un air froid et humide, lorsque la poitrine n'est pas suffisamment couverte, une longue lutte contre la violence du vent venant frapper en face, etc.; voilà tout autant de causes de la névralgie intercostale. Mais, outre ces causes diverses, il y a encore la prédisposition, et cette prédisposition est un tempérament nerveux, une constitution épuisée par une maladie grave, des indispositions fréquentes ou le retour d'hémorrhagies. Elle existe plus souvent chez les personnes maigres que chez celles qui ont de l'embonpoint. C'est qu'aussi la maigreur est presque toujours le résultat d'une idyosincrasie nerveuse. La névralgie intercostale est plutôt le propre des gens chez qui l'éducation ou la vie ordinaire rendent les sensations plus vives. On la voit rarement chez des hommes du peuple. Et cependant les assez nombreuses observations recueillies par le docteur Valleix, l'ont été dans le service des hôpitaux. Aussi, les formes de névralgies intercostales qu'il met sous les yeux du lecteur ont-elles un caractère d'acuité et de continuité qu'elles ont rarement dans la pratique civile. Elles semblent avoir moins résisté à l'action des remèdes, avoir guéri avec plus de facilité. Mais, le médecin ayant perdu de vue les sujets, n'ont-elles pas dû se reproduire plus tard?

Certaines classes, comme celles des ouvrières qui restent assises toute la journée, ou des demoiselles de boutique qui ne sortent qu'une fois tous les huit ou quinze jours, y sont principalement prédisposées. Elle est rare, au contraire, chez les femmes de la campagne dont les travaux ont lieu en plein air.

La femme étant, suivant l'expression pittoresque, mais vraie d'un auteur, la partie nerveuse du genre humain, il n'est point étonnant que la névralgie soit plus fréquente chez elle que chez l'homme. La différence, suivant les observations qui me sont propres, doit être dans le rapport de vingt à deux. Sur vingt-cinq malades observés par M. Valleix, vingt étaient du sexe féminin et cinq du sexe masculin. M. Bassereau qui pense que la cause première de la névralgie dorso-intercostale est le mauvais état de l'utérus, n'est point étonné de la plus grande fréquence de cette névralgie chez les femmes : « Depuis le moment, dit-il, où je com-
» mençai à m'occuper de l'étiologie de la névralgie dorso-
» intercostale, je n'ai trouvé, parmi les cas que j'ai obser-
» vés, qu'un seul appareil organique dont l'état me paraisse
» pouvoir être regardé comme le point de départ évident de
» la névralgie intercostale, je veux parler de l'utérus et de
» ses annexes. » M. Valleix combat cette opinion. Il prouve par des faits qu'en admettant que les névralgies se trouvassent souvent liées à des affections utérines, ce ne serait pas une

raison pour que cette liaison fut plus commune avec la névralgie intercostale qu'avec toute autre névralgie. Des femmes
atteintes en même temps de névralgie intercostale et de
douleurs utérines, plusieurs n'avaient aucune lésion matérielle du côté de la matrice ; les douleurs qu'elles éprouvaient
venaient aboutir à l'hypogastre et étaient positivement le résultat d'une névralgie dorso-intercostale. « Si l'on objecte,
» ajoute M. Valleix, que la douleur de l'utérus n'est pas le
» seul signe auquel on reconnaît l'état pathologique de cet
» organe, qu'il peut y avoir, et qu'il y a eu, en effet, gon-
» flement du col, écoulement plus ou moins abondant, pe-
» santeur vers le périnée, je répondrai que cette objection
» ne peut rien contre les raisons précédentes, car de pareils
» symptômes s'observent dans d'autres névralgies, sans qu'on
» soit tenté de les rapporter à une inflammation primitive.
» Ainsi, dans la névralgie trifaciale, on a noté la rougeur de
» l'œil, la photophobie, un écoulement abondant des larmes,
» ou bien une sensibilité très grande d'une des deux fosses
» nasales et une excrétion considérable de mucosités filantes,
» ou encore une salivation continuelle. » La névralgie intercostale d'ailleurs n'est pas seulement propre au sexe féminin : bien des hommes en sont atteints : « Non ! dit encore
» M. Valleix, la névralgie symptomatique n'est pas la règle
» et la névralgie idiopathique l'exception. » Je partage entiè-
rement l'opinion de notre bien judicieux confrère et j'ajou-
terai que la névralgie intercostale étant presque toujours le
lot de ces constitutions usées par le travail, par des affections
morales vives, par des excitations trop souvent répétées, il
n'est point surprenant qu'aux névralgies soient liées des irri-
tations partielles du col de l'utérus, sans que, pour cela, les
premières dépendent de ces altérations. Combien ne voit-on
pas de femmes nerveuses être atteintes, en même temps, de
palpitations, de douleurs névralgiques, d'anorexie, d'accidents utérins, de toux spasmodique, etc. Où trouver la cause
première de tous ces différents maux qui, heureusement,
n'entraînent pas la perte du malade ? N'est-ce pas dans la
sensibilité excessive du sujet ? Il est vrai que les douleurs oc-
casionnées par la névralgie intercostale, augmentent ou re-

viennent sous l'influence des excitations vénériennes, aux approches des évacuations périodiques chez les femmes. Mais le propre de ces agens excitateurs n'est-il pas d'augmenter la susceptibilité générale et celle des organes qui sont d'habitude dans un état de tension anormale.

Rare dans l'enfance (M. Valleix cite un cas de névralgie dorso-intercostale chez un enfant de neuf ans) et dans la première jeunesse, elle se développe principalement à l'âge où l'homme commence à être travaillé par les grandes passions, où les préoccupations d'esprit viennent l'assiéger, où il ne craint pas de violer les règles de l'hygiène par des veilles excessives, par des travaux prolongés, par des émotions incessantes. Cette prédisposition à la névralgie intercostale existe jusqu'à la parfaite maturité; alors elle s'éloigne; la maladie devient plus rare, ses accès semblent s'user, et il est rare de voir le vieillard en proie à ce genre de douleurs. J'ai cependant plus haut cité l'observation d'un homme âgé de soixante-six ans dont les accidents occasionnés par la névralgie intercostale ont conservé toute leur intensité.

A la suite du zona, quelque soit le côté du thorax qu'il ait envahi, reste une sensibilité très vive à la peau, sur laquelle, il y a déjà longtemps, MM. Rayer, Récamier et Piorry ont appelé l'attention des médecins. Cette douleur à la portion des téguments qui a été soulevée par le zona, est interne; elle augmente sous l'influence du toucher ou du frottement des vêtements. Mais il n'est pas besoin d'une de ces causes pour la provoquer. Elle dure trois semaines, un mois après la cessation du zona, allant constamment en s'affaiblissant et finit par disparaître. M. Bassereau attribue cette douleur à la névralgie intercostale. Ne vaudrait-il pas mieux l'attribuer au renouvellement de l'épiderme, à cette vive excitation des papilles de la peau, résultat de toute affection exanthématique. Cette extrême sensibilité de la peau, on la voit survenir après la variole, après la scarlatine, après l'erysipèle. Alors elle n'est point circonscrite comme à la suite du soster, elle est étendue à toute la peau. M. le professeur Piorry cite le cas d'un malade chez lequel, à la suite d'un zona, des cicatrices anciennes de vésicatoires, d'incisions, de cautères, sont devenues excessivement douloureuses. Lorsque la bouche est dépouillée par la diphtérite, l'epithélium nouveau est d'une sensibilité extraordinaire; il suffit de l'ingestion d'une boisson légèrement acide pour déterminer des douleurs vives. Tous ces exemples prouvent donc qu'à la suite d'affections diverses les téguments peuvent devenir douloureux, sans que pour cela il y ait névralgie. Si c'était d'ailleurs une névralgie intercostale que le zona laissât derrière lui, pourquoi cet affaiblissement de la douleur au fur et à mesure qu'on s'éloigne du soster, et cette disparution complète dans un temps qu'on peut presque prédire à l'avance.

DIAGNOSTIC

DE LA NÉVRALGIE INTERCOSTALE.

Certaines maladies pourraient être aisément confondues avec la névralgie intercostale. Il faudrait néanmoins une observation bien superficielle pour, du premier coup-d'œil, ne point la distinguer de la pleurésie et de la pleuro-pneumonie. Dans ces deux dernières maladies, sans parler des signes certains fournis par l'auscultation, la douleur qui existe au côté augmente par la respiration, elle est accompagnée de toux, de dypsnée, de l'expectoration de crachats sanguinolents et d'une fièvre intense. Rien de semblable dans la névralgie intercostale; absence de toux, d'expectoration et de fièvre; la douleur au côté augmente asséz fréquemment par la pression dans un seul endroit, tandis que cette pression cesse d'être douloureuse à trois ou quatre centimètres plus loin; et d'ailleurs cette douleur n'augmente point sous l'influence de l'acte respiratoire.

Peut-être serait-il plus facile de la confondre avec la pleurodynie. J'entends ici par pleurodynie, le rhumatisme musculaire des parois de la poitrine. Dans cette dernière affection, il y a également douleur locale, absence de toux et de fièvre. Mais souvent elle a été précédée d'un autre rhumatisme qui occupait une partie du corps différente et qui a cédé tout-à-coup. La douleur pleurodynique tient d'ailleurs un plus grand espace; elle envahit quelquefois tout le côté, et son point de départ est principalement la base de l'omoplate; la poitrine est resserrée comme dans un étau; le malade ne peut respirer sans pousser un cri, il ne peut également se mouvoir sans augmenter ses souffrances; le toucher sur les muscles rhumatisés, conséquemment dans un grand espace, est extrêmement douloureux. Dans la névralgie intercostale, la sensibilité au toucher, quoiqu'en dise M. Valleix, est un fait exceptionnel, et quand elle existe; elle n'a lieu que dans un point très circonscrit. La douleur névralgique n'est point augmentée par les mouvements du tronc et de la tête et ne cède point aussi promptement que le fait la douleur pleurodynique; souvent à une seule application de sangsues.

Lorsque les lésions organiques du cœur font éprouver de ces douleurs tellement atroces que l'idée du suicide arrive à beaucoup de malades, l'auscultation fait alors reconnaître tous les désordres qui existent déjà. Le bruit de souffle, de râpe ou de frottement continu; l'incohérence ou la violence des battements du cœur dénotent ou l'hypertrophie de cet organe ou l'inflammation de la membrane qui l'enveloppe, ou l'obstacle qu'éprouve le sang à parcourir ses diverses cavités. Dans ces différentes circonstances, la respiration est comme convulsive, les artères carotides battent avec force, la tête éprouve un soubresaut à chaque mouvement de diastole du cœur; tout mouvement du corps augmente la gravité des accidents, le malade est obligé de rester la tête élevée, et encore souvent la tête retombe-t-elle sur la poitrine; les extrémités ne tardent pas à s'infiltrer. Rien de cet appareil désolant et terrible dans la névralgie intercostale. Chez le malade affecté de cette dernière maladie, la respiration se fait avec ampleur; un simple resserrement de la poitrine existe, lorsque la crise est la plus forte, aucun bruit insolite ne se passe du côté du cœur; le malade peut remuer et agir; il n'est point obligé de se tenir la tête haute et le corps en avant.

Mais il arrive quelquefois que le principe névralgique n'atteint pas seulement les branches nerveuses qui serpentent entre les côtes, il peut encore envahir les nerfs du poumon, aussi bien ceux que cet organe reçoit du pneumogastrique, que du grand sympathique; il peut s'étendre encore aux nerfs cardiaques. C'est cette complication qui, souvent, a été désignée sous le nom d'*angine de poitrine*, M. Valleix établit une distinction entre l'angine de poitrine et la névralgie intercostale. Il en fait deux maladies différentes. Si l'angine de poitrine diffère essentiellement de la névralgie dorso-intercostale, c'est quand elle dépend spécialement d'un vice de la respiration ou de la circulation. Mais elle n'est rien moins que cette névralgie, et le savant M. Piorry l'a reconnue depuis long-temps, quand celle-ci s'étend aux nerfs circonvoisins, ou quand elle est compliquée d'un trouble commençant dans les organes de la circulation ou de la respiration. Et en effet, les signes différentiels qu'établit M. Valleix comme accès irréguliers, ne durant ordinairement pas plus d'un quart-d'heure, survenant dans le cours d'un effort quelconque et occasionnant la suffocation, douleurs dans le bras du même côté, n'appartiennent-ils pas à la névralgie compliquée, comme cela arrive souvent, comme nous en avons donné un exemple au commencement de ce travail, et comme M. Valleix lui-même en fournit une observation remarquable. A la fin de son article sur les caractères différentiels de l'angine de poitrine et de la névralgie intercostale, M. Valleix revient, d'ailleurs, à la proposition que nous émettons, prouvant même, ce qui est de toute vérité, que la douleur du bras est souvent, anatomiquement parlant, dépendante de la névralgie intercostale, et finissant par dire, ce qui est notre opinion toute entière, que dans le cas où, en même temps qu'il existait une névralgie intercostale, il y avait trouble de la respiration ou de la circulation, c'est que la névralgie se trouvait compliquée d'une affection quelconque du thorax, soit de la part des organes respiratoires, soit de celle des organes de la circulation.

Lorsqu'une des glandes du sein devient squirrheuse,

il se manifeste souvent des douleurs d'élancement qui partent de cette région et s'étendent jusque dans le bras du même côté. Ces douleurs pourraient être aisément confondues avec celles que détermine la névralgie intercostale, si le toucher, en faisant découvrir des squirrhosités dans l'organe mammaire ne faisait aussitôt saisir le véritable siége de la maladie. Une dame religieuse, âgée de 43 ans, n'ayant point encore perdu ses menstrues, ressent parfois des douleurs vives, qui partent du sein droit, et viennent aboutir jusque dans le bras et la main du même côté. Ces douleurs, qui n'existent pas toujours, se renouvellent le plus souvent sous l'influence des intempéries ou de quelques fatigues corporelles. Mais cette dame porte au sein droit deux petites glandes douloureuses ,quand on les touche sans précaution, mobiles, sans adhérences ni bosselures, et qui nécessiteront, probablement, plus tard, une opération. Fréquemment, les femmes attribuent à quelques maux de sein les douleurs qu'elles éprouvent dans un des deux côtés de la poitrine. Aussi, convientil de palper ces glandes quand elles semblent être le siége de douleurs. Si elles ne présentent rien d'insolite, si la douleur que les femmes ressentent existe, non dans le sein, mais au-dessous, entre deux côtes, et que, dans cet endroit, comme cela arrive souvent, il y a dans un petit espace, sensibilité au toucher, on est en droit d'attribuer alors ces élancements à l'existence d'une névralgie intercostale.

Il nous reste enfin à faire ressortir la différence que présentent les douleurs existant dans la région dorsale, à la suite des affections de la moëlle épinière, ou des lésions organiques de l'estomac et du foie, et les élancements occasionnés par la névralgie intercostale, surtout quand cette névralgie a son siége près les apophyses épineuses. Mais les symptômes qui viennent accompagner les maladies de la moëlle, de quelque nature qu'elles soient, comme mouvements désordonnés dans les extrémités, altération dans la sensibilité, *anormalie* dans la myotilité; ceux qui, dans les affections profondes du foie et de l'estomac, indiquent un trouble violent dans la digestion, comme vomissements, perte d'appétit,

ou vive sensibilité aux régions hépatique ou épigastrique ,
teinte ictérique à la peau , ou tout au moins aux sclérotiques,
dépôt briqueté dans les urines , etc. , etc, ; ces symptômes ,
dis–je , de maladies violentes , ne sont que trop suffisants pour
éclairer le diagnostic et établir la différence entre les deux na-
tures de douleurs , provenant, l'une d'une affection maladive
de la moëlle , ou d'un retentissement douloureux dans les
nerfs de la vie organique , l'autre d'une simple névralgie
intercostale.

Malgré ce que nous venons de dire , il faut cependant
que le diagnostic à établir de la névralgie intercostale ne
soit pas toujours facile , puisque c'est seulement dans ces dernières années qu'on en a fait une névralgie distincte. Combien ce diagnostic deviendra encore plus difficile , lorsque
la névralgie se trouvera jointe à un commencement d'hypertrophie du cœur ou à une lésion organique du poumon ,
ce qui ne peut être rare , puisque la même cause qui occasionne la névralgie intercostale étant une affection morale
vive, un travail excessif, ou un état *anémique,* résultat d'une
longue maladie , peut aisément engendrer une affection du
cœur. L'individu atteint d'une névralgie intercostale est généralement d'une constitution délicate et impressionnable.
Combien n'est-il pas propre à contracter quelques lésions
du poumon.

Il en est , au reste , de la névralgie intercostale , comme
des autres névralgies. Elles sont le plus souvent le partage
des personnes pâles, décolorées, dont l'hématose a souffert
d'une manière quelconque, soit par la veille, soit par l'abs-
tinence, soit par un excès de travail, soit par un séjour prolongé dans des lieux insalubres , marécageux, (les pays où
règnent endémiquement les fièvres intermittentes sont aussi
ceux où les névralgies sont les plus fréquentes) soit encore
par des nuits passées entières ou en partie au milieu de
l'athmosphère lourde et viciée des grandes réunions , comme
les bals, les spectacles ; il s'en suit qu'on a cru voir un certain rapport entre la constitution du sang et l'incitabilité

nerveuse, et il est presque prouvé que, généralement, dans l'état névralgique, le sang est pauvre, *anémisé*, et que le globule du sang est altéré dans sa composition. C'est à ce vice organique du sang qu'on doit l'existence des névralgies et principalement des névralgies faciales et dorso-costales chez les jeunes filles chlorotiques.

PRONOSTIC

DE LA NÉVRALGIE INTERCOSTALE.

Il est évident que le pronostic qu'on peut porter sur la névralgie intercostale est bien différent, suivant qu'elle est simple ou compliquée. Simple, la névralgie intercostale ne présente aucune gravité. Sa durée peut être fort longue ; elle peut résister à tous les agens thérapeutiques qu'on croira devoir lui opposer ; elle entretient le sujet qui en est atteint dans une irritabilité nerveuse, une névropathie générale qui constitue une véritable maladie et est l'occasion d'un état de maigreur voisin du marasme. Elle le prédispose à toutes sortes d'affections dont le genre nerveux est positive-ment le principe, comme *syncope nerveuse*, (et j'ai indiqué plus haut la maladie que j'ai désignée sous ce nom bizarre, n'en possédant pas d'autres, pour en donner une signification satisfaisante) mélancolie, hystérie, hypocondrie, vésanie même. Elle le rend propre, en raison de l'état d'excitabilité joint à la débilité dont elle est souvent la cause et quelque-fois le résultat, elle le rend propre, dis-je, à contracter toutes ces affections régnantes, partage des constitutions *ruinées*, comme on dit vulgairement.

Mais si à l'état simple, la névralgie intercostale est plutôt une occasion de maladie qu'une maladie elle-même, elle ne laisse pas de devenir grave, quand elle vient compliquer une hypertrophie du cœur, une maladie de cet organe ou du péricarde qui l'enveloppe, un obstacle quelconque au cours du sang à l'origine des gros vaisseaux. Par l'état de débilité et d'excitabilité qu'elle entretient, elle aggrave la maladie, elle favorise les progrès du mal, elle rend l'existence du malade plus pénible encore. Il en est également ainsi, mais à un degré plus faible, parce que les affections sont généralement moins douloureuses, lorsqu'elles vient compliquer une affection de la plèvre ou du poumon. Lorsque ce dernier organe est envahi par des tubercules, il n'est pas rare de voir coïncider une névralgie intercostale dont le siége est entre le troisième, le quatrième, le cinquième ou le sixième espace intercostal, à la réunion des côtes avec le sternum ou en arrière près les vertèbres. La présence de cette névralgie n'ajoute rien à la gravité de la phtysie pulmonaire, mais elle est une occasion de souffrance pour le malade que le médecin voit avec peine, puisque le but de ses efforts, dans le traitement de cette terrible maladie, n'est pas autant de détruire un ennemi qu'il ne peut vaincre, que de rendre l'existence du malheureux patient la moins pénible possible.

Toute affection dont le point de départ est la région précordiale est toujours un grand sujet d'alarme. On voit donc de suite combien il est important de bien discerner la névralgie intercostale, afin de pouvoir, au plus vite, rassurer le malade et bien lui faire entendre que si la maladie dont il est atteint doit présenter de la durée et se montrer peut-être long-temps rebelle à l'action des remèdes, elle n'offre du moins aucune gravité, et il ne faut pas craindre, pour bien le convaincre, de citer un grand nombre d'exemples d'affections semblables autour de lui qui ont guéri ou qui se prolongent sans qu'il n'en résulte aucun danger.

ALTÉRATIONS PATHOLOGIQUES.

Au sujet des altérations que peut éprouver le nerf intercostal lorsqu'il est malade, nous ne connaissons que le fait cité par Siebold dont nous avons déjà parlé, dans lequel, à la suite d'une névralgie existant depuis longtemps, le nerf fut trouvé rouge et amaigri. Il sera toujours difficile de savoir positivement ce qui se passe dans le tissu ou dans l'enveloppe du nerf, lors d'une névralgie, parce que d'abord il est rare qu'on succombe dans le cours d'une névralgie, et que, d'ailleurs, les autopsies n'étant pas faites dans la même période de la névralgie, ce nerf, suivant le degré plus ou moins avancé de la maladie, ne doit pas présenter la même couleur, la même consistance, le même aspect. Ainsi, tandis que Siebold trouvait le nerf amaigri, Cirillo le trouvait épaissi; tandis que Cotugno donnait pour cause l'infiltration du tissu nerveux, Bichat constatait, à la partie supérieure du nerf, une foule de petites dilatations variqueuses, pénétrant la substance nerveuse, et Van de Keer, une fois, observait une injection vasculaire très prononcée, bornée au névrilème, la matière médullaire restant d'un gris sale et sans élasticité, et, en d'autres circonstances, la substance nerveuse, endurcie, noueuse, offrant sous le doigt une série de granulations dures: résistantes, fibro-celluleuses, séparées par une pulpe molasse, deliquescente, d'un gris rougeâtre ; le névrilème blanchâtre et opaque à l'extérieur, épais et rouge à l'intérieur.

A ces observations on pourrait ajouter celles de médecins non moins recommandables dont les uns, comme M. Martinet, ont trouvé des altérations évidentes, quand d'autres, comme Desault et Cooper n'ont rien pu découvrir. Deux fois, chez les phtysiques affectés en même temps de névralgies intercostales, M. Valleix observe les nerfs couverts d'une couche épaisse de pseudo-membranes anciennes; sans présenter aucune espèce d'altérations. Nicod, en pareille circonstance admettait l'inflammation du névrilème.

Au milieu de toutes ces opinions variées et quelquefois divergentes, qu'il nous suffise de dire que, dans la névralgie intercostale, si un jour il est reconnu qu'il n'y a point de névralgie sans une inflammation ou une altération quelconque du tissu du nerf, le nerf intercostal devra présenter la même phlegmasie ou la même altération de tissu, et que l'on est d'autant disposé à croire à cette lésion matérielle du nerf,

que souvent il présente une sensibilité manifeste au toucher.
Il est vrai qu'avec une lésion constante du nerf, il est difficile d'expliquer pourquoi souvent la névralgie est intermittente; pourquoi souvent elle disparaît subitement pour
revenir également subitement sous l'influence d'une émotion vive ou d'un changement brusque dans l'état de l'atmosphère. Mais, dans l'odontalgie, suite d'une dent cariée,
l'expansion nerveuse est à nu, exposée au contact irritant et
continu de tous les agents extérieurs, et cependant ne voit-
on pas tous les jours des douleurs de dents atroces disparaître tout-à-coup à une nouvelle inattendue, lorsque le temps
d'âcre et humide qu'il était, devient doux et légèrement sec,
et des personnes conserver bien longtemps encore des dents
malades, dont elles avaient souffert énormément. M. Piorry
n'a-t-il pas donné pour cause des fièvres d'accès, l'état de la
rate, dont il suit le développement au moyen de son plessi-
mètre; suivant ce savant professeur, c'est justement la lésion
matérielle de cet organe qui provoque la forme intermittente.

Ainsi, tout n'est pas encore dit sur la nature des névralgies, que je ne confonds point avec l'affection qu'on appelle névrite, laissant cette dernière dénomination aux lésions
des nerfs par des agens extérieurs et aux accidents qui sui-
vent inévitablement ces dilacérations.

Il reste encore bien des recherches à faire sur le mode
d'inflammation et d'altération du système nerveux. Il est sans
doute destiné aux observations microscopiques de fournir à
cet égard des données inconnues jusqu'ici, et nécessairement
le traitement à apporter aux névralgies devra subir quelques
modifications de la part de ces nouvelles connaissances ac-
quises.

TRAITEMENT

DE LA NÉVRALGIE INTERCOSTALE.

On peut juger de l'état rebelle d'une maladie par la mul-
titude de remèdes qu'on lui oppose. Contre aucune affection

peut-être, autre que la névralgie intercostale, on a tenté
plus de moyens thérapeutiques ; c'est que cette maladie, pro-
duite par une affection morale, entretenue souvent par elle
ou par une sorte d'appauvrissement de la constitution, accessible aux diverses modifications qui se passent à tout instant
dans l'atmosphère, lutte contre tous les agens les plus énergiques et souvent, malgré tous les moyens, se prolonge
indéfiniment.

Les agens employés contre la névralgie intercostale sont
de deux espèces : les uns externes, les autres internes.

L'énergie des premiers devra être subordonnée à la durée
ou à l'intensité du mal. Ainsi, la névralgie n'existe-t-elle que
depuis quelques jours, les douleurs qu'elle occasionne sont-
elles tolérables, il suffira quelquefois de faire porter des vêtements de laine et d'appliquer à l'endroit douloureux une
couche épaisse d'ouate ou un léger rubéfiant, comme l'emplâtre de diachillum, le papier chimique de Fayard, l'emplâtre de poix de Bourgogne, ou un topique à l'action
révulsive duquel on joint une sorte d'action stupéfiante,
comme l'emplâtre de belladone, de ciguë, de jusquiame, de
thériaque ou d'opium. Les frictions avec la pommade au
chloroforme sont quelquefois avantageuses. Mais ce qui réus-
sit mieux que la pommade au chloroforme, c'est le chloroforme versé par gouttes sur l'endroit douloureux, favorisant
l'anesthésie locale, en soufflant en même temps sur la partie
malade soit avec la bouche, soit au moyen d'un petit soufflet.
Le malade éprouve un sentiment de froid très remarquable
et la douleur est apaisée. Afin de favoriser la réaction, on
couvre le côté d'une feuille d'ouate et d'un morceau de taffetas gommé. Mme L..., affectée d'une névralgie intercostale
depuis plusieurs années, et chez laquelle bien des moyens
ont échoué, n'éprouve de véritable soulagement que par l'application du chloroforme, comme je viens de l'indiquer.

Mais il s'en faut de beaucoup que, dans la plupart des
cas, ces moyens simples réussissent, on est alors obligé de

recourir à des agens plus énergiques, à de véritables irritants de la peau ; on use alors des frictions, soit avec l'huile de croton-tiglium, soit avec la pommade stibiée, on peut se servir du nitrate d'argent, qu'après avoir mouillé, on promène durant plusieurs minutes sur l'endroit douloureux. L'épiderme devient noir aussitôt, il s'en suit une croûte épaisse qui finit par tomber et laisse une petite plaie qui se cicatrise aisément sans laisser de trace. Une demoiselle, âgée de vingt-quatre ans, affectée d'une névralgie intercostale depuis plusieurs années, ne laisse pas d'employer ce moyen toutes les fois que la douleur névralgique qu'elle éprouve devient plus aiguë, il en résulte, chaque fois, un soulagement notable. Une autre dame que j'observe, préfère l'emploi des vésicatoires volants. L'application de ces vésicatoires a eu pour effet de rendre supportables et d'éloigner des douleurs qui troublaient son existence et la jetaient dans une mélancolie profonde.

Le vésicatoire est le moyen que préfère M. Valleix qui ne balance pas à dire qu'il est le seul qui ait, pour lui, la sanction de l'expérience et qui se recommande par des succès nombreux et rapides. Comme lui, je n'ai point observé que l'action de saupoudrer la surface de la plaie du vésicatoire d'une petite quantité de chlorhydrate de morphine exerçât une influence favorable sur la névralgie. Une assez vive douleur suit généralement l'application de la poudre, souvent ont lieu des accidents toxiques, d'autant plus prompts qu'on a généralement affaire à des sujets très impressionnables ; la surface du vésicatoire tend à se dessécher plus promptement, et rarement la douleur névralgique en éprouve une modification franchement avantageuse. Dans son rapport, M. le professeur Piorry s'étonne de ce résultat négatif ; il déclare avoir toujours déterminé du soulagement par l'application d'une petite quantité de morphine sur la surface dénudée. Ebranlé par cette déclaration du savant professeur, tout dernièrement ayant à soigner une jeune dame atteinte d'une névralgie dorso-costale, j'usai de nouveau de l'application de deux centigrammes de chlorhydrate de morphine sur la surface du vésicatoire , la malade en éprouva d'abord une sensation très douloureuse, et il s'en suivit des vomissements très opiniâtres qui se renouvelèrent le lendemain, lorsque je n'employai plus qu'un centigramme de morphine en application. Mais la névralgie resta la même.

Dans des cas violents, lorsque la névralgie occasionne des douleurs atroces, surtout lorsqu'elle paraît compliquée de quelque désordre dans les organes de la circulation , l'emploi des petits cautères , soit avec la potasse-caustique , soit avec la poudre de Vienne, soit avec un acide concentré, promené en tous sens , comme l'indique Mayor, ou même l'ustion superficielle, deviennent d'une indication positive. Dans des cas de ce genre, on se servirait avec avantage des allumettes de M. Gondret, ou de celles composées d'une mèche de coton enveloppée de cire , que leur a substitué dernièrement M. Bouvier, ou du disque chauffé à la flamme d'une lampe à alcool, préconisé par ce dernier médecin. En pareille circonstance, comme dans toute autre espèce de névralgie, M. Valleix, après avoir soumis le malade aux inhalations éthérées, trace rapidement avec le cautère cuttellaire, rougi à blanc, une ou plusieurs raies, sur le trajet du nerf.

Quelque soit le moyen qu'on emploie, dans tous les cas, il faut éviter les suppurations trop longues, toujours inutiles, comme le dit M. Notta, et quelquefois nuisibles, en ce qu'elles ont l'inconvénient de débiliter le sujet, et en même temps d'être cause d'une excitation trop prolongée. Aussi, lorsqu'il est nécessaire de recourir à un escarrhotique puissant, convient-il de recouvrir le siége de la brûlure de ouate comme dans l'ustion accidentelle, et d'éviter les corps gras et les cataplasmes , propres à entretenir la suppuration.

Les saignées locales sont rarement employées dans le traitement des névralgies intercostales, parceque, le plus souvent, cette sorte d'affection appartient à des sujets débiles ou d'une constitution nerveuse exagérée, qui supportent généralement mal les évacuations sanguines. Il peut arriver, cependant, comme je l'ai observé deux fois , qu'elles existent chez des sujets qui offrent une grande résistance, et alors une des premières indications devient l'application de sangsues ou de ventouses scarifiées *loco dolenti.*

Mais il ne suffit pas d'attaquer la névralgie intercostale par la médication extérieure, il faut encore hâter ou favoriser l'action de cette dernière par des médicaments pris à l'intérieur. Parmi ceux-ci, il convient de distinguer ceux qu'on emploie pour dénaturer la douleur ou empêcher le retour des accès, qu'on peut appeler curatifs, et ceux dont on se sert pour modifier, calmer, ou diminuer le mal, connus sous le nom de palliatifs.

En tête des premiers, il faut placer le sulfate de quinine. Cet agent est souverain, lorsqu'on a le bonheur d'avoir affaire à une névralgie intercostale périodique, qui revient à des heures à peu près fixes, qu'on peut déterminer d'avance, ou bien lorsqu'elle paraît entretenue par une habitation prolongée dans des contrées malsaines, marécageuses, ou bien encore lorsque l'individu qui en est porteur est dans un état de débilité qui exige avant tout des toniques.

La maladie se trouve-t-elle liée à un appauvrissement des globules du sang , et en est-elle, pour ainsi dire, la conséquence, la voie est toute tracée, les préparations ferrugigineuses, dont le succès est si constant dans toutes les lésions de l'hématose, si on peut s'exprimer ainsi, prennent ici leur place, et c'est avec empressement qu'on doit recourir à elles.

Mais lorsque la névralgie n'offre point un caractère intermittent, n'est point liée à un état d'épuisement ou à une constitution chlorotique, le médecin doit alors recourir à ce qui semble ralentir le cours du sang , surtout si à la névralgie vient se joindre une affection du cœur au début, ou à ce qui paraît imprimer au système nerveux une sédation puissante. La digitale et ses préparations, la digitaline, surtout celle d'Homolle et Quevenne, le sirop de pointes d'asperges rempliront le premier but. Pour atteindre le deuxième, on emploie d'abord les anti-spasmodiques fixes, comme le musc, le castoreum, le camphre, l'assa-fœtida, la valériane, l'oxide de zinc, le carbonate de fer; puis les narcotiques, comme l'opium et ses diverses préparations, la belladone, la jusquiame, le datura-stramonium, etc., etc. Dans ces circonstances, le médecin doit s'aider de l'usage des purgatifs qui ont le double avantage d'agir comme révulsifs et comme sédatifs, puisqu'il est avéré que, sous leur influence, le pouls perd de sa fréquence et l'excitation nerveuse s'affaiblit.

S'agit-il de combattre la violence des douleurs et de rechercher par tous les moyens possibles à donner du calme, c'est à l'éther, à la liqueur d'Hoffmann, à la teinture éthérée de digitale, au chloroforme pris à l'intérieur qu'il faut avoir recours. Un remède qui m'a paru souvent réussir est un mélange de teinture de valériane, de liqueur d'Hoffmann et de teinture de Rousseau, dont on administre de huit ou dix gouttes à la fois. Des infusions de tilleul, de feuilles d'oranger, de violettes, de bourrache, etc., en excitant une légère diaphorèse sont d'un grand secours. Les révulsifs aux extrémités, comme les pédiluves synapisés, les cataplasmes de farine de lin, soit simples, soit saupoudrés de farine de moutarde, les synapismes mêmes promenés sur les cuisses et aux jambes, les enveloppes des pieds dans la ouate et le taffetas gommé ne sont point à négliger.

Quelque soit la méthode employée, l'accès une fois disparu, il ne faut pas oublier que la névralgie intercostale est très sujette à récidive. Le malade doit donc éviter tout ce qui peut tendre à la ramener. Il doit savoir qu'une des principales causes de ce genre de mal est le ressentiment d'impressions morales ou physiques. Il devra donc ne pas trop s'abandonner aux émotions de l'âme, fuir celles qui peuvent être évitées. Il devra se garantir du contact d'un air froid et humide, ne point quitter les vêtements de flanelle, ne point chercher à lutter contre un vent trop vif, se garder de plonger les extrémités dans l'eau froide, éviter les tensions d'esprit ou les fatigues corporelles excessives, faire en sorte de ne jamais avoir la poitrine comprimée. L'usage du corset occasionne, tous les jours, une foule de névralgies intercostales. Sous l'influence d'une constriction constante du thorax, les organes de la circulation, de la respiration, aussi bien que ceux de la digestion se trouvent gênés dans leurs fonctions, l'utérus, l'ovaire et les ligaments qui les retiennent sont tiraillés. De là un état de souffrance général, de là l'existence de névralgies intercostales coïncidant soit avec les lésions des viscères thoraciques ou abdominaux, soit avec des affections de l'ovaire ou de l'utérus, comme cela arrive si souvent.

Mais, si malgré l'observation des règles hygiéniques les plus sages, malgré l'emploi des agens thérapeutiques les mieux indiqués, la névralgie intercostale résiste ou récidive, il convient alors de se souvenir du précepte de Bordeu, au sujet des eaux minérales. Il faut le reconnaître, plus d'une névralgie intercostale rebelle a cédé à l'usage des eaux thermales salines ou légèrement sulfureuses, soit en douches, soit en bains. A ma connaissance, deux cas de cette nature ont été de beaucoup soulagés par un séjour, chez une première malade, aux eaux de Néris; chez une seconde, à la source de Bagnoles (Orne). Un succès non moins heureux s'est présenté à mon observation dans une circonstance différente, par les secours énergiques de l'hydrothérapie.

Malgré tout, la névralgie intercostale résiste quelquefois, le temps seul vient l'amortir. Il semble qu'elle s'use d'elle-même au contact des années. L'âge avancé est rarement tourmenté par les douleurs qu'occasionne la névralgie intercostale, et souvent cette affection nerveuse, qui avait traversé les années, vient fléchir devant cette époque de la vie où les nerfs, comme les sensations, semblent s'émousser.

Ici se termine ce que nous avions à dire sur la névralgie intercostale. Nous nous résumerons en disant que de toutes les névralgies, celle-ci est une des plus fréquentes ; que si elle a été de la part d'auteurs, même peu anciens, omise dans la description qu'ils ont faite de diverses maladies, c'est qu'elle se trouvait confondue avec le rhumatisme des muscles de la poitrine, avec certaines lésions organiques du poumon et du cœur.

Que, cependant, la névralgie intercostale est bien distincte de ces maladies, quoiqu'elle coïncide souvent avec une de ces lésions, ou avec une affection des organes génitaux, principalement chez la femme.

Que, liée à un commencement de lésion de la circulation ou de la respiration, ou étendue aux rameaux nerveux circonvoisins, elle constitue, à nos yeux, dans beaucoup de cas, ce qu'on appelle *angine de poitrine*.

Qu'elle n'est grave qu'autant qu'elle perd son rôle de simplicité et qu'elle complique une autre affection.

Que l'anatomie pathologique est encore peu probante à son égard ; que la science ne possède qu'une observation d'autopsie à la suite d'une névralgie intercostale, que cette observation est celle de Siebold et qu'elle est fort incomplète ; que, dans les cas observés par M. Valleix, la névralgie se trouvait jointe à la phtysie et qu'il est impossible d'en rien inférer sous le rapport des altérations pathologiques du nerf malade.

Que ce qui prouve combien cette affection est opiniâtre et souvent difficile à guérir, c'est la quantité de remèdes tant externes qu'internes qu'on lui oppose ; que le temps finit par considérablement l'amoindrir et souvent même par l'user. « La nature, disait Monfalcon, a guéri beaucoup de névral- » gies et quelquefois même malgré tout ce que faisait l'inter- » vention intempestive de l'art de guérir. »

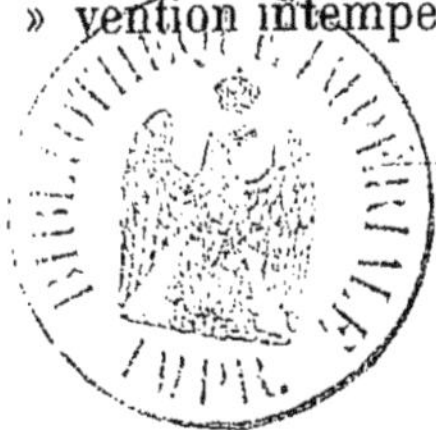